AF590170

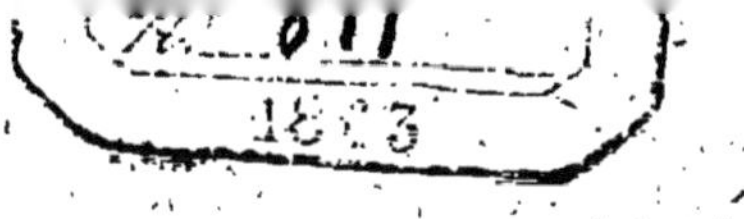

Pour indiquer à MM. les Professeurs de l'École Impériale et Spéciale des Beaux-Arts comment je comprendrais l'enseignement de l'anatomie, j'ai cru pouvoir leur soumettre la première leçon que j'ai faite le 17 novembre 1862, lorsque je suppléais M. le professeur Robert.

H. BLAIN DES CORMIERS.

17 janvier 1863.

MESSIEURS,

Désigné pour suppléer dans cette chaire M. le professeur Robert, je n'ai pas la prétention d'égaler son remarquable enseignement. J'espère néanmoins que votre bienveillante attention ne me fera pas défaut, et je tâcherai de la mériter par le soin et l'exactitude que j'apporterai dans mes descriptions.

Il n'est pas nécessaire de signaler à de futurs artistes l'importance des études anatomiques. Cette importance est presque un axiome, c'est-à-dire une vérité qui n'a pas besoin de démonstration. En effet, l'étude des formes et l'art de les reproduire constituent la sculpture tout entière et l'élément capital de la peinture : le dessin. On peut donc donner cette définition de l'anatomie appliquée aux beaux-arts : l'étude de l'organisation dans ses rapports avec les formes extérieures ; en d'autres termes, c'est l'anatomie appliquée à la connaissance des formes.

Mais l'anatomie, dans son acception la plus générale, comprend tous les organismes vivants, les végétaux aussi bien que les animaux. Vous sentirez facilement, messieurs, que, restreint par les limites mêmes de ce cours, je ne puis vouloir embrasser avec vous ces deux grands règnes. J'aurai même le regret d'exclure de mon cadre l'étude de certains animaux qui intéressent particulièrement les artistes, le cheval, par exemple, dont les formes élégantes s'offrent sans cesse à votre observation, et le chien, qui, par sa physionomie expressive et intelligente, a une place marquée près de son maître. Vous savez que de grands peintres, tels que Léonard de Vinci, n'ont pas dédaigné de s'occuper spécialement de ces animaux.

Nous trouverons dans l'homme un sujet d'étude bien assez imposant et assez vaste. L'homme se distingue de tous les êtres vivants par la beauté de ses formes, par l'expression de son visage, par la noblesse de son attitude. « Seul, dit Ovide, il a le privilége de marcher debout et de regarder le ciel. »

Ces divers apanages de l'homme sont, en raison même de leurs perfections, des causes perpétuelles de difficultés pour les artistes les plus habiles. Il suffit, pour s'en convaincre, de considérer la disposition de notre enveloppe extérieure, la peau, qui, d'une extrême ténuité, lisse presque partout, transparente pour ainsi dire dans quelques endroits, se moule exactement sur les parties du corps plus profondes, et en révèle les formes et la structure. Sous cette enveloppe sensible et mobile existe un système de pièces solides, merveilleusement agencées, représentant, ici une colonne à la fois résistante et flexible, là des leviers de tout genre, si bien combinés, que l'industrie humaine s'est toujours appliquée à les imiter, mais ne les a jamais égalés : je veux parler des os, qui constituent le squelette. Celui-ci a besoin de moteurs reliés à la charpente osseuse par un admirable ensemble de jointures qui permettent les mouvements utiles et appropriés. Les moteurs sont les muscles ; les procédés de jonction s'appellent articulations. Ces divers organes, lorsqu'ils se contractent avec énergie, perdent en longueur ce qu'ils gagnent en épaisseur, et déterminent sous la peau de fortes saillies, et des enfoncements et des méplats. Les vaisseaux eux-mêmes se dessinent à l'extérieur et marquent davantage dans certaines attitudes. Aussi n'est-il pas permis à un artiste d'ignorer la disposition des veines superficielles, de celles qui apparaissent aux membres supérieurs et qui sillonnent la peau de la tête.

Que de difficultés pour l'art ! Elles ne sont rien encore, si on les compare à celles que nous offre l'étude de la face. Ici se trouvent des muscles nombreux qui s'attachent à la couche profonde de la peau, et qui « n'ont, comme le dit Bossuet, d'autre usage apparent » que d'en tirer en divers sens toutes les parties, et d'y » peindre les passions, par la secrète correspondance » de leurs mouvements avec les mouvements inté» rieurs. » — « Tout cela, de même que les mouve» ments si forts et si bien ordonnés des autres parties, » se fait en nous sans science, sans raisonnement et » sans réflexion ; au contraire, la réflexion ne ferait » qu'embarrasser. » En effet, messieurs, voyez un enfant éprouver de la joie, de la peine, de la frayeur, quelque passion douce ou triste ; un homme ressentir la colère, l'amour, le plaisir, la douleur ; aussitôt, malgré lui, sans qu'il en ait conscience, les traits du visage se modifient profondément. Au contraire, il est bien difficile à l'acteur, sur la scène, au modèle qui pose devant vous, de donner à sa figure une expression convenue d'avance et qui soit naturelle, s'adaptant à des passions qu'il simule, qu'il ne ressent pas. Et cela est si vrai, que les grands maîtres dans l'art tragique n'ont obtenu des succès de terreur et de larmes qu'en s'identifiant avec le personnage qu'ils représentaient, qu'en s'oubliant eux-mêmes pour se croire tel héros, tel demi-dieu de l'antiquité. C'est ainsi que Talma et Rachel passionnaient et soulevaient la foule immense des spectateurs.

Les expressions douces et terribles de la physionomie sont d'autant plus difficiles à reproduire et même à saisir, qu'elles sont extrêmement mobiles et souvent instantanées, comme la pensée qui les a fait naître. Honneur donc aux artistes vraiment dignes de ce nom, qui ont su fixer sur la toile ou sur le marbre ces traductions fugaces de la pensée humaine, et qui, de la sorte, les ont livrées à l'étude et à la méditation des autres hommes ! Ils ont contribué glorieusement au progrès des connaissances morales et philosophiques.

Je crois, par ces quelques mots, vous avoir fait sentir l'importance et la difficulté des études que nous allons entreprendre ensemble. Voyons maintenant quels moyens et quels procédés la nature et l'art mettent à notre disposition. Ce sont l'observation et l'anatomie.

L'observation consiste surtout dans l'étude consciencieuse et approfondie des modèles vivants et des chefs-d'œuvre anciens ou modernes. Pour un artiste, le modèle vivant est incontestablement la base de toute science ; c'était même l'unique moyen d'instruction pour les anciens. Je fais cependant ici une réserve, qui me paraît avoir échappé à presque tous les auteurs. S'il est vrai que, obéissant à des scrupules religieux, les Grecs et les Romains se privaient des précieuses ressources qu'offre l'anatomie, il y a eu, je n'en doute pas, quelques exceptions à cette règle. J'en trouve la preuve dans la perfection irréprochable des détails anatomiques que nous présente cette œuvre merveilleuse et unique : *le Gladiateur d'Agasias*. Il me paraît incroyable que l'examen seul de modèles, si nombreux et si parfaits qu'ils fussent, ait pu révéler au statuaire le mystère des organes intérieurs, le jeu des muscles et du squelette. Ce n'est pas non plus en ouvrant des corps de singes et d'autres animaux plus ou moins rapprochés de l'homme par leur structure, qu'il a pu acquérir en anatomie des connaissances aussi précises. J'aime mieux penser que des génies supérieurs, devançant leur siècle, dédaignant les superstitions vulgaires, et profondément convaincus de la nécessité des études anatomiques, ont, par une profanation courageuse, dérobé à la terre quelques cadavres, devenus bientôt pour eux des objets de sérieuse et féconde investigation. Car l'anatomie, messieurs, ne se devine pas, elle s'apprend. Si je ne craignais de trop m'étendre sur ce point capital de l'histoire de l'art, je vous citerais, à l'appui de mon opinion, des passages d'un médecin romain, l'illustre Celse, qui attestent que cette horreur de l'anatomie n'était pas aussi générale qu'on veut bien le dire. Il recommande, pour l'instruction des médecins, l'ouverture répétée des cadavres, et ne blâme pas Érophile et Érasistrate, qui obtenaient qu'on leur livrât les individus condamnés à mort, ouvraient leurs corps, pendant la vie, étudiaient sur place les dispositions et le jeu des organes, et opéraient ainsi des vivisections d'hommes.

Quoi qu'il en soit, et sans insister sur cette question, nous devons convenir que, au point de vue du modèle vivant, les anciens étaient bien plus favorisés que les modernes. Les Grecs appartenaient à la race caucasique et circassienne, la plus belle des races humaines. Chez eux, l'éducation physique avait une grande place. Le Spartiate ne craignait pas d'aller jusqu'au crime pour améliorer la race, et tuait, à leur naissance, les enfants chétifs et contrefaits. Tous les peuples de la Grèce mettaient un zèle extrême à développer la force et la beauté par les exercices physiques et les récompenses décernées aux athlètes vainqueurs. Les qualités du corps étaient tenues par eux en honneur, à l'égal des qualités de l'intelligence.

Ajoutons que le système de vêtements larges et amples en usage chez ces peuples laissait les membres, aussi bien que le thorax, se comporter suivant le vœu de la nature, c'est-à-dire dans les conditions essentielles de la beauté. Les modèles, tant hommes que femmes, étaient donc communs chez les Grecs. Il n'en est pas de même chez nous.

Le mélange des races, produit des invasions et des conquêtes successives, les vêtements qui emprisonnent le tronc et les membres et déforment le corps, le peu de soin que nous prenons de cultiver notre adresse et notre vigueur naturelles par la fréquentation des gymnases, toutes ces causes font que les modèles à peu près irréprochables deviennent de plus en plus rares. Aussi, dans cette extrême pénurie, serez-vous obligés souvent de recourir aux chefs-d'œuvre des grands artistes. Heureusement cette école en possède une riche collection.

Enfin, pour compléter les notions fournies par les modèles vivants et les œuvres des maîtres, il faut un autre genre de travail. Les sensations diverses, les passions de toute nature ne seront jamais bien rendues par un modèle. S'il veut les simuler, il ne fera que des grimaces. C'est à vous, messieurs, d'observer dans la vie de tous les jours, de graver dans votre souvenir les empreintes par lesquelles les émotions se manifestent sur la face de l'homme, empreintes fugaces, instantanées, mais ayant ce précieux caractère d'être les mêmes chez tous les peuples, noirs ou blancs, barbares ou civilisés. Voilà ce que l'observation vous apprendra, et vous vous rappelez que l'observation est pour nous le procédé naturel d'étude.

Occupons-nous à présent du profit que vous pouvez tirer des moyens artificiels. Ceux-ci constituent, à proprement parler, l'anatomie. Les modèles vivants ou autres vous montrent la surface des corps : mais il faut aller plus avant; il faut vous rendre compte des enfoncements, des saillies, des plis, des rides, des sillons, etc., que l'examen extérieur vous fait seulement apercevoir. Il faut déchirer l'enveloppe qui, indiquant si bien les organes sous-jacents, les masque cependant à votre vue. Ce travail rendra l'observation plus prompte, plus sûre et plus exacte.

Je vous ai montré précédemment combien il est nécessaire de connaître la disposition des os qui forment le squelette, et des articulations qui relient entre elles les parties osseuses et se prêtent à leurs mouvements les plus étendus et les plus variés. La connaissance des muscles, agents moteurs, n'est pas moins indispensable. Les muscles se composent d'une partie blanche, tendineuse, aponévrotique, et d'une partie rouge et charnue, qu'on nomme la chair musculaire. Cette dernière est seule susceptible de se contracter, pendant que l'autre, plus ou moins tendue, ne varie aucunement dans ses dimensions. Aussi remarquez-vous que, dans l'effort, les muscles du mollet présentent, en arrière et à leur partie moyenne, des saillies vigoureuses; latéralement, des enfoncements longitudinaux, et vers le tiers moyen de la jambe, un creux marqué, là où la chair musculaire cesse et où le tendon commence. Le raccourcissement de la fibre musculaire peut être porté si loin, l'action qu'il exerce sur le tendon peut être si violente, qu'il en résulte quelquefois des ruptures : chez les danseurs, par exemple, la rupture du tendon d'Achille.

Comment, sans l'anatomie, comprendre les formes diverses qu'offrent les membres dans l'effort ? Ce n'est pas le modèle qui pourrait vous en donner la notion. Placez-le dans une attitude forcée ; bientôt ses muscles se fatiguent, tremblent et se détendent. Si vous le maintenez avec un appui, il n'y a plus d'effort de sa part, la fibre musculaire se relâche, et la pose n'est plus l'expression de la vérité. Mais quand une fois vous êtes initiés à la connaissance des différents muscles, de leurs attaches, de leurs fonctions, vous savez, une attitude étant donnée, quels muscles doivent se contracter pour la produire, et quel doit être le degré de leur contraction. Alors, soit que vous ayez le modèle sous les yeux, soit que vous dessiniez de mémoire, vous évitez sûrement toute attitude impossible ou forcée. Par exemple, dans l'élévation du bras, vous n'oublierez pas que, si le muscle deltoïde est l'agent direct du mouvement, il y a à ce même mouvement d'autres conditions : il faut nécessairement que l'épaule soit fixée. Or, le muscle qui fixe l'épaule est le grand dentelé, dont vous voyez les digitations sur le côté du thorax, et dont l'insertion supérieure est bien loin du moignon de l'épaule. Ainsi, pour que l'élévation du membre ait lieu, il faut qu'il y ait contraction combinée du grand dentelé et du deltoïde. Ce dernier muscle aura plus ou moins d'énergie, suivant que le premier sera plus ou moins résistant. De même pour toutes les régions du corps.

Mais, a-t-on dit, il y a une exception pour ce qui concerne les muscles de la face, car l'anatomie n'explique pas les traits variés du visage dans l'expression des passions humaines ; elle n'est ici d'aucun secours. On pouvait répondre à priori, après avoir disséqué les muscles sous-cutanés de la face, que, si l'action n'en était pas appréciable et suffisamment expliquée, cela tenait à l'extrême ténuité de ces muscles et à l'insuffisance des moyens d'investigation. L'expérience a confirmé cette manière de voir.

De cet exposé, messieurs, concluons que, si l'étude du modèle vivant et des chefs-d'œuvre anciens et modernes, jointe à l'observation journalière, est la base de toute instruction pour les artistes, vous devrez aux notions anatomiques cette précision et cette exactitude qui contribuent au mérite du peintre et du sculpteur. Du reste, l'histoire moderne de l'art nous apprend que tous les artistes de génie ont cultivé l'anatomie. Dès le XIVe siècle, on fit, à Bologne, dans les cours et dans les amphithéâtres, des dissections de cadavres humains ; les peintres se livrèrent à ces nouvelles études ; plus tard, Léonard de Vinci et Michel-Ange les continuèrent avec ardeur. Au XVIe siècle, le Titien suivit les leçons de Vésale, le plus grand anatomiste de son temps, et devint son ami. On attribue à ce grand maître une part importante dans la publication des œuvres de Vésale. En France, sous Louis XIV, en 1648, Lebrun obtint l'institution d'une chaire d'anatomie appliquée aux beaux-arts. La création de cet enseignement date de l'époque où fut organisée l'Académie de peinture et de sculpture, dont cette école est la continuation. Les moyens d'instruction se sont singulièrement accrus et perfectionnés depuis lors. Au lieu d'un squelette, de quelques parties du corps moulées en plâtre, de l'écorché de Michel-Ange, vous avez aujourd'hui les magnifiques modèles de Salvages, que l'on n'a pas encore surpassés, ceux de Houdon, les collections de crânes humains et de squelettes d'animaux, acquises cette année même ; enfin, et c'est là la partie la plus précieuse de cet enseignement, vous pouvez étudier sur le cadavre la forme, les insertions et les usages des muscles, le jeu des articulations, etc. Vous savez en outre que les récompenses ne manquent pas à ceux d'entre vous qui suivent avec zèle les études anatomiques; un concours institué depuis quelques années est la terminaison naturelle de ce cours, et vous offre l'attrait d'honorables distinctions.

Il me reste à vous indiquer le plan que je compte suivre avec vous. La charpente du corps, le squelette, mérite de fixer tout d'abord notre attention. Dans la description des os, j'insisterai sur les parties qui, voisines de la surface du corps, se moulent à l'extérieur et apparaissent sous la peau. Je vous signalerai les points où viennent s'attacher les différents muscles. Cela fait, les articulations, les moyens d'union des os entre eux, nous offriront un grand intérêt. L'examen des jointures vous fera connaître la direction et l'étendue des mouvements.

J'ai dit que les agents indispensables de tout mouvement s'appelaient muscles. Donc, les os et les articulations une fois décrits, nous devrons passer au système musculaire. Mais ne croyez pas, messieurs, que la couche superficielle, ou sous cutanée, se recommande seule à notre examen; nous avons à connaître aussi les parties plus profondes. Celles-ci, suivant qu'elles se contractent ou se relâchent, modifient notablement le relief des parties superficielles, et se révèlent ainsi, bien que d'une manière indirecte, aux yeux de l'observateur attentif. Je vous décrirai donc la situation, la forme, les attaches, les usages de chaque muscle; mais j'aurai grand soin de distinguer la partie rouge, ou musculaire proprement dite, de la partie fibreuse qui constitue les tendons ou les aponévroses. Vous n'avez pas oublié que la première seule change de forme et de dimension dans la contraction et dans l'effort. La seconde garde toujours les mêmes proportions, et détermine par opposition des sillons, des creux, des méplats, qui, suivant leur profondeur, font un contraste plus ou moins marqué avec les saillies et les bosselures des portions musculaires ou charnues.

Nous étudierons ensuite les veines superficielles, principalement celles des membres ; car, dans l'effort, elles deviennent très apparentes, et, à ce titre, nous intéressent particulièrement. La peau et ses dépendances, telles que les poils et les ongles, ne seront pas négligées, non plus que les organes des sens et le larynx, dans ce qu'ils ont de visible à l'extérieur.

Toutes les parties du corps humain ayant été ainsi passées en revue l'une après l'autre, nous recomposerons un ensemble, et nous pourrons nous rendre compte des formes et des dimensions proportionnelles des diverses parties. Ensuite, l'homme étant connu à l'état statique ou de repos, nous devrons, messieurs, examiner l'organisme en action, l'animer, pour ainsi dire ; et ce sera là la seconde partie, et non la moins importante de notre enseignement. Pour vous faire bien apprécier l'influence que le mouvement et les attitudes exercent sur les formes extérieures, j'aurai recours aux modèles vivants. Je tâcherai d'obtenir la contraction des muscles, dont vous connaîtrez déjà la forme, les insertions et les usages. Vous les verrez dans telle attitude ou tel mouvement donné, avec les changements survenus dans leur forme, dans leur volume et dans leur position.

Nous aurons encore à considérer les différences principales qui existent entre l'homme et la femme, entre le vieillard, l'adulte et l'enfant. Les organes sexuels et leurs annexes ne distinguent pas seuls l'homme et la femme. La stature, les formes, la dimension des hanches et du bassin, la direction des cuisses et des genoux, ont leur importance pour les artistes, aussi bien que lorsqu'il s'agit, en médecine légale, d'établir le sexe de tel ou tel individu d'après l'examen du squelette. Je vous signalerai, dans le vieillard, les rides, la flaccidité des chairs, la déformation des mâchoires par la chute des dents, la faiblesse des membres, toutes circonstances concourant à lui donner un aspect particulier et à lui imposer des attitudes spéciales. Passant à l'autre extrême de la vie, je vous indiquerai les caractères principaux qu'offre le corps chez l'enfant et l'adolescent.

Enfin, pour ne rien omettre, je consacrerai une de nos leçons à l'anthropologie. Prenant l'homme dans son type le plus élevé, la race caucasique, et le suivant jusqu'à sa dégradation la plus abjecte, jusqu'au point où il se distingue à peine du singe, je descendrai avec vous cette échelle; et de la sorte nous aurons terminé un enseignement pour moi plein d'intérêt, et qui, pour vous, messieurs, ne sera pas, je l'espère, sans quelque utilité.

Paris. — Imprimerie de L. MARTINET, rue Mignon, 2.

www.ingramcontent.com/pod-product-compliance
Ingram Content Group UK Ltd.
Pitfield, Milton Keynes, MK11 3LW, UK
UKHW012130240726
13965UKWH00005B/2082

9 782012 967250